Dr Ed. SPALIKOWSKI

ÉTUDES

D'ANTHROPOLOGIE NORMANDE

2me FASCICULE :

L'ENFANT EN NORMANDIE

PARIS

LIBRAIRIE J.-B. BAILLIÈRE ET FILS

19, rue Hautefeuille

(Près du boulevard Saint-Germain)

1897

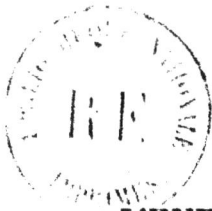

II

L'ENFANT EN NORMANDIE

Dʳ Ed. SPALIKOWSKI

ÉTUDES

D'ANTHROPOLOGIE NORMANDE

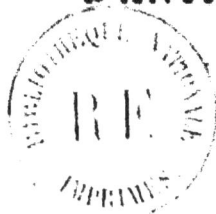

2ᵐᵉ FASCICULE :

L'ENFANT EN NORMANDIE

PARIS

Librairie J.-B. BAILLIÈRE et Fils

19, rue Hautefeuille

(Près du boulevard Saint-Germain)

1897

ÉTUDES D'ANTHROPOLOGIE NORMANDE

(2ᵐᵉ FASCICULE)

NATALITÉ ET MORTALITÉ EN NORMANDIE

I

MORTALITÉ GÉNÉRALE A ROUEN

Bien que j'ai déjà brièvement parlé de la mortalité infantile à Rouen, je dois nécessairement y revenir, afin de donner un tableau complet qui permette la comparaison.

Je tiens cependant à rappeler ces lignes du Dr Bertillon : « Toute mortalité infantile qui dépasse 9 à 10 % de 0 à 1 an, renferme des causes contingentes de mort que peuvent supprimer ou atténuer les mesures d'hygiène actuellement en notre pouvoir. » (1)

C'est ainsi qu'il y a eu à Rouen :

En 1885	731 décès	de 0 à 2 ans
En 1890	748 —	—
En 1891	961 —	de 0 à 1 an.
En 1892	520 —	de 0 à 2 ans.
En 1893	980 —	—
En 1894	842 —	—
En 1895	726 —	—
En 1896	876 —	—

Ces chiffres sont empruntés à diverses statistiques et aux miennes en particulier.

Dans la *Normandie médicale* du 1ᵉʳ avril 1891, M. le Dr Cerné écrivait : « De 1 à 19 ans, les enfants et les adolescents dont la

(1) Bertillon cité par Wintrebert. Mémoire lu à l'Académie de Médecine. — Cf. A. Cerné. *La Santé publique en Normandie. La mortalité infantile à Rouen (Norm. méd.*, 15 juin 1892).

plupart sont nés à Rouen, continuent à mourir en plus grand nombre qu'ailleurs » (1).

Quant à la mortalité générale, les chiffres ne sont guère moins significatifs.

« Depuis 1850, dit M. le Dr Jude Hue (2), où j'ai relevé les chiffres et fait les calculs, la mortalité moyenne annuelle de Rouen oscille entre 33 et 35/000. La mortalité, comme vous le savez, est :

A Genève, de.................... 18 /000
A Londres, de .... 20 /000
A Bruxelles, de................ 23 /000
A Paris, de.................... 26 /000

« Ce qui veut dire que sur 1,000 personnes, il meurt à Rouen chaque année :

15 personnes de plus qu'à Genève.
13   —   —   Londres.
10   —   —   Bruxelles.
7   —   —   Paris.

Un patient érudit, M. Griveaud, a dressé le tableau suivant :

---

(1) Dr Cerné. Quelques réflexions sur la mortalité à Rouen. — Norm. médic., 1er avril 1891.

(2) Dr Jude Hue. Compte rendu succinct des Travaux de la Commission d'assainissement de la ville de Rouen. (Norm. médic.)

Tableau de la mortalité à Rouen par âge et par arrondissement.

Arrond.	0 à 2 ans		2 à 10 ans		10 à 20 ans		20 à 30		30 à 50		50 à 70		70 à 90		90 et au-des.		Total	p. 1000
	Total	p. 1000	Total	p. 1000	Total	p. 1000	Total	p. 1000	Total	p. 1000	Total	p. 1000	Total	p. 1000	Total	p. 1000		
1	54	3,46	20	1,276	11	0,704	25	1,595	81	5,170	75	4,707	67	4,216	3	0,191	336	21,446
2	52	4,22	6	0,486	9	0,613	12	0,972	46	3,726	75	4,707	81	6,561	2	0,162	288	22,928
3	77	5,17	20	1,362	9	0,613	30	2,044	94	6,403	115	7,834	80	5,450	3	0,204	428	29,157
4	113	7 95	27	1,901	10	0,702	26	1,830	89	5,667	119	8,378	130	9,152	5	0,352	519	36,546
5	178	6,24	45	1,578	28	0,982	52	1,823	115	4,032	190	6,661	179	6,276	5	0,352	792	27,773
6	174	8,02	38	1.746		0,965	44	2,022	121	5 561	130	5,975	109	5,010	»	»	637	29,281
Total	648		156		88		189		546		704		646		18		2995	

On peut juger par ce tableau :

1° De l'effrayante mortalité des enfants de 0 à 2 ans (648);
2° De la mortalité plus forte dans les 4° et 5° cantons.
Enfin je rappellerai les statistiques de 1895 :

Naissances	2,842
Décès	3,879

Aussi peut-on, comme conclusion. reproduire le passage suivant de l'intéressante étude du D⁵ Cerné, déjà citée : [1]

« Au-dessus de 20 ans, les vides sont remplis par une population étrangère, valide, venue pour travailler, peu sujette par conséquent aux causes de mort. Cette surabondance d'éléments valides devrait nous donner une mortalité d'adultes au-dessous de la moyenne : elle est plutôt plus grande.

« La disparition de nos enfants nous laisse un nombre relativement considérable de vieillards, non parce qu'on vit vieux à Rouen, mais parce que la plus grande partie ne sont arrivés dans la ville qu'après avoir échappé aux dangers formidables de la mortalité infantile.

« Mais encore ici, la mortalité des vieillards est plus grande qu'ailleurs (environ 1 sur 10, au lieu de 1 sur 12 à 15).

« Donc, à tous les âges, et non pas seulement dans l'enfance, notre mortalité est plus forte qu'ailleurs. La population ne diminue pas, parce qu'elle absorbe l'élément valide de la campagne (près de la moitié des personnes décédées à Rouen, n'y sont pas nées) : en sorte que si nous n'étions pas ce gouffre pour les étrangers, notre mortalité serait notablement plus élevée, tandis que les pays qui nous fournissent les immigrants se dépeupleraient moins et auraient une mortalité de Rouen, tant il est évident que la statistique ne donne qu'une approximation. Ici, elle n'en est pas moins tristement éloquente. »

---

[1] D⁵ Cerné, *Quelques réflexions sur la mortalité à Rouen. Loc. cit.*

NAISSANCES ET DÉCÈS

DANS D'AUTRES VILLES NORMANDES

En 1868, l'excédent des décès sur les naissances était de 210 (1).

En 1877, il y a eu 2,943 naissances.

Savoir : 1,476 garçons.

1,467 filles.

Tableau comparatif de la mortalité des mois et des saisons de 1889 à 1892 (2).

Mois	1892	1891	1890	1889	Saisons 1892, 91, 90, 89
Décembre.	400	310	268	210	Hiver
Janvier	318	319	415	245	994, 877, 951, 725
Février ...	276	248	268	234	
Mars	316	288	291	257	Printemps
Avril	302	252	375	270	907, 815, 991, 789
Mai.......	289	275	325	242	
Juin......	252	200	269	226	Eté
Juillet	367	238	281	258	1 245, 726, 909, 751
Août......	626	288	356	267	
Septembre	405	283	268	223	Automne
Octobre...	285	288	234	235	968, 919, 718, 697
Novembre.	118	348	216	239	
	4.114	3.837	3.556	2.962	

Le taux pour mille des décès est actuellement au Havre de 30,80.

« Ce chiffre, dit le Dr Gibert, constate une amélioration sensible pour le Havre, bien qu'il soit encore un des plus élevés

(1) Dr Luadre. *Etude statistique, hygiénique et médicale relative au mouvement de la population du Havre en 1868.* (*Recueil des publications de la Soc. impériale havraise d'Etudes diverses.*)

(2) M. Barrey. *La climatologie et l'hygiène publique au Havre en 1892,* in. (*Recueil des publications de la Soc. havraise d'Etudes diverses (1893).*)

de l'Europe. Le Havre voit chaque année le nombre des décès diminuer, et il faut en faire honneur aux nombreuses institutions d'hygiène publique qui ont été créées depuis quelques années. »

A Bolbec, il y a eu :

En 1878..... 375 décès, soit 33.98 pour mille.
1879..... 363 — 32.00 —
1880..... 455 — 41.23 —
1881..... 349 — 30.15 —
1882..... 361 — 31.18 —
1883..... 439 — 37.92 —
1884..... 367 — 31.70 —
1885..... 365 — 31.53 —
1886..... 390 — 32.48 —
1887..... 460 — 38.31 —
1888..... 395 — 32.89 —
1889..... 311 — 25.90 —
1890..... 421 — 35.06 —
1891..... 402 — 33.42 —

Sur 5,109 certificats de décès, il y a eu 387 morts-nés, soit 5,57 p. /00.

Sur 4,618 décès, il y a eu :

1.676.......... 0 à 2 ans.
693.......... 2 à 30 ans.
2.249.......... 30 et au-dessus (1)

De 1883 à 1895, il y a eu à Bolbec 127,5 °/₀ de décès des enfants de 0 à 1 an.

Pour les enfants naturels en particulier, la moyenne annuelle des décès pour 1,000 enfants est de :

307 | M. 321
| F. 294

Je ne peux qu'engager le lecteur désireux de plus amples renseignements, à se reporter à l'intéressant article de M Auger, *Études sur la mortalité à Bolbec*, in Norm. médicale, 1er et 15 mars 1897.

(1) Dr Auger. *Étude sur la mortalité à Bolbec pendant une période de 14 ans, 1878-1891.* — Norm. médic., 1er septembre 1892.

TRÉPORT — Documents fournis par M. le Dr Lemaître.

Population en 1881 ..... 4.110 habitants.
   »   »   1891 ..... 4.618   »
Mortalité................ 30 /000
Natalité................. 37,4 /000

SAINT-VALERY-EN-CAUX. — (Dr Mosqueron).

Population............... 4.014 habitants.
Mortalité................ 31,48 /000
Natalité................. 28,32 /000

FÉCAMP. — (Dr Dufour)

Population............... 13.577 habitants.
Mortalité................ 25 /000
Natalité................. 37 /000

DIEPPE. — (Dr Hurpy).

Population en 1881..... 22.000 habitants.
   »   »   1891..... 22.771   »
Mortalité................ 34 /000
Natalité................. 33,65 /000

	Population	Naissances	Décès	Morts-nés
Rouen	107.163	2.722	3.541	192
Havre...............	111.277	3.545	3.608	167
Dieppe..............	23.050	785	723	49
Yvetot	7.972	147	181	14
Neufchâtel..........	3.852	?	116	?
Elbeuf	21.645	507	705	48
Sotteville...........	15.193	396	435	21
Fécamp.............	13.122	400	306	23
Bolbec	11.971	406	360	23
Caudebec...........	11.038	210	306	17
Petit-Quevilly	10.101	304	267	16
Lillebonne..........	6.789	251	104	14
Darnétal	6.609	292	205	10
Graville-Ste-Honorine	5.877	311	227	13
Sanvic..............	5.783	170	175	5
Bois-Guillaume......	5.428	125	185	4
Déville.............	5.281	140	130	5
Montivilliers........	5.127	187	156	8
Eu.................	4.989	102	118	6 (1)

(1) *Statistique démographique des chefs-lieux de département et d'arrondissement et des villes de plus de 5,000 habitants de la Seine-Inférieure. — 1890.*

	Population	Naissances	Décès Total	Décès 0 à 1 an
Le Havre	111.207	3.736	3.427	731
Rouen	106.496	2.771	3.762	961
Dieppe.............	22.762	699	768	225
Elbeuf	21.645	553	652	144
Sotteville...........	16.809	415	536	96
Fécamp	13.430	399	332	87
Bolbec	11.975	376	380	124
Caudebec-lès-Elbeuf..	10.421	213	262	55
Quevilly............	10.603	305	269	86

Décès pour 1,000 habitants

		De 0 à 1 an
Le Havre......................	30,79	19,56
Rouen...........................	35,32	34,68
Dieppe..........................	33,74	32,18
Elbeuf..........................	30,12	26,04
Sotteville.......................	32,86	23,13
Fécamp.........................	24,71	21,80
Bolbec..........................	31,73	32,97
Caudebec-lès-Elbeuf...............	25,14	22,63
Quevilly........................	25,37	28,19 (1)

En résumé, il y a 266 décès pour 1,000 dans la Seine-Inférieure (2).

Je dois à l'extrême obligeance et à la grande compétence de M. H. Jouan quelques notes sur le mouvement de la population de Cherbourg.

« Au dernier recensement (1891), dit-il, la population de Cherbourg était de 38,554 habitants dont 8,239 appartenant aux troupes de la guerre et de la marine. Il est peu probable que le chiffre résultant du recensement de 1896 diffère beaucoup de celui du recensement de 1891, peut être sera-t-il infé ieur à ce dernier.

	Naissances	Décès
1893	911	1.005
1894................	822	1.209
1895	833	1.120

(1) Dr Cerné. La Santé publique en Normandie. (Loc. cit.)

(2) A. Chervin. Sur les moyennes proportionnelles. — Bull. de la Soc. d'Anthropologie de Paris. 1 fasc. 1884.

« On peut voir que le chiffre des décès l'emporte de beaucoup sur celui des naissances, et il y a des années, déjà que cette observat on a été faite » (1)

Dans un intéressant travail sur *La mortalité des enfants du premier âge à Lisieux*, M. le Dr Colombe a laissé d'utiles documents (2).

En 1860, la mortalité des enfants assistés, de moins d'un an atteignait 78 %, en 1865 et 1866, plus de 30 %, en 1882, 5 1/2 %, mais il y a aussi des vallées du Calvados « où la mortalité de ces mêmes enfants au-dessous d'un an, non protégés, a été de 44,51 % ».

En 1881, il y avait à Lisieux 211 enfants au-dessous d'un an.

En 1881, il y a eu	71	décès
En 1882, —	94	—
En 1883, —	65	—
En 1884, —	96	—
En 1885, —	68	—

Dans le Calvados, on comptait 7,102 enfants au-dessous d'un an et 1,267 décès en 1881 (3).

Enfants de 1 jour à 1 an.

	LISIEUX			CALVADOS		
	Nomb. d'enf	Décès	Moyenne	Enfants	Décès	Moyenne
1881	211	71	33,64 0/0	7.102	1.267	17,84
1882	Id.	94	44,54 0/0			
1883	»	65	30,80 0/0			
1884	»	96	45,49 0/0			
1885	»	68	32,22 0/0			

Enfants de 1 an à 2 ans.

	Enfants	Décès	Moyenne
1881	165	19	11,51 0/0
1882	»	19	11,51 0/0
1883	»	12	7,27 0/0
1884	»	22	13,33 0/0
1885	»	10	6,06 0/0

(1) H. Jouan. Notes manuscrites communiquées à l'auteur.

(2) *Normandie médicale*. 15 mars 1886.

(3) *Annuaire statistique de la France* : 1884. — P. 37-41.

Enfants de 1 jour à 2 ans.

	Enfants	Décès	Moyenne
1881..........	376	90	23,93 0/0
1882..........	»	113	30,05 0/0
1883..........	»	77	20,47 0/0
1884..........	»	118	31,38 0/0
1885..........	»	78	20,74 0/0

En somme, le but de ce consciencieux travail « est de signaler l'excessive mortalité des enfants en bas âge dans la ville de Lisieux. »

Natalité et Mortalité comparées en Normandie

En 1885 :

	Naissances	Décès
Calvados...............	8.835	10.071
Eure...................	6.846	8.381
Manche	11.358	13.282
Orne..................	6.572	8.386
Seine-Inférieure	24.937	22.445

Mortalité pour 1,000

	1801 à 1810	1811 à 1820	1821 à 1830	1831 à 1840	1841 à 1850	1851 à 1860	1861 à 1870	1872 à 1881
Calvados.......	21	20	21	20,6	20,5	23,1	22,9	23,7
Eure...........	24	22	28	22	21,6	23,4	22,9	22,7
Manche........	22	21	22	20,6	20,6	21,7	21,8	22,3
Orne..........	25	21	19	18,7	17,8	20,1	20,9	22,6
Seine-Inférieure	24	25	26	25,8	25,4	24,4	27,4	27,1

Naissances

	1801 à 1810	1811 à 1820	1821 à 1830	1831 à 1840	1841 à 1850	1851 à 1860	1861 à 1870	1872 à 1881
Calvados.......	24	22	22	21	19,3	19,7	19,7	20,4
Eure...........	26	25	24	21	19,5	19,6	19 6	18,9
Manche........	26	26	24	23	22,3	21,8	21,3	22,2
Orne	26	25	23	21	19,4	19,2	18,8	19
Seine-Inférieure	28	29	31	29	28,4	29,1	29,5	29,4

Mortalité comparée (1886),

	Population	Décès
Le Havre...........................	111.277	3.318
Rouen	106.496	3.887
Elbeuf.............................	21.645	696
Dieppe............................	21.258	850
Sotteville........................	15.193	537
Fécamp..........................	13.122	376
Bolbec...........................	11.981	376
Caudebec-lès-Elbeuf..............	10.852	285
Evreux	17.146	390
Louviers.........................	19.582	276
Caen.............................	44.178	1.387
Lisieux	16.054	606
Cherbourg........................	36.891	1.073
Saint-Lô..........................	10.591	384
Granville.........................	10.236	278
Alençon..........................	17.550	530
Flers	13.812	367

Natalité et mortalité comparées (1891)

	Population	Naissances	Total	0 à 1 an
Le Havre	111.267	3.736	3.427	731
Rouen	106.496	2.771	3.762	961
Dieppe...........	22.762	699	768	225
Elbeuf	21.645	553	652	144
Sotteville..........	16.809	415	536	96
Fécamp...........	13.430	399	332	87
Bolbec	11.975	376	380	124
Caudebec-lès-Elbeuf.	10.421	243	262	55
Quevilly	10.603	305	269	66
Caen..............	46.417	850	1.413	146
Cherbourg.........	37.018	847	1.037	149

	Décès p. 1,000 hab.	0 à 1 an p. 100 hab.
Le Havre................	30.79	19.56
Rouen	35.32	34.68
Dieppe.................	33.74	32.18
Elbeuf	30.12	26.03
Sotteville.............	32.86	23.13
Fécamp	24.72	21.80
Bolbec	31.73	32.97
Caudebec-lès-Elbeuf	25.14	22.63
Quevilly	25.37	28.19
Caen..................	30.44	17.17
Cherbourg.............	28.01	17.59 (1)

COMMENT VIVENT ET MEURENT LES ENFANTS EN NORMANDIE

J'ai eu le loisir d'étudier de près la vie de l'enfant normand; j'ai suivi avec un intérêt croissant son développement ordinairement borné à la fin de la troisième ou quatrième année, et c'est le récit de ce que j'ai vu que je tiens à faire connaître à mes lecteurs.

Il s'agit ici de l'enfant du peuple pour lequel je ne saurais trop le répéter, il y a beaucoup à faire. L'enfant dont je vais parler a vécu; j'aurais pu en choisir un autre comme exemple, tellement l'existence de ces malheureux petits êtres est identique chez tous.

Sa mère était laveuse et femme de journée. Illégitimement unie à un homme quelque peu alcoolique, cette créature attendait avec désespoir la naissance d'un neuvième enfant. Les couches furent heureuses; un séjour à l'Hospice-Général de Rouen la remit complètement. Les trois semaines que le bébé passa dans l'établissement sanitaire furent les seules heureuses de sa vie ! Il sortit en même temps qu'elle : mais il fallait que cette dernière reprît son travail, et ne pouvant emporter le nourrisson, elle le confiait à une voisine qui, pour apaiser les cris de l'enfant, le forçait à sucer une journée durant, un chiffon de toile imbibé ou non de lait.

(1) Dr Cerné. — La Santé publique en Normandie. — La mortalité infantile à Rouen. — Normandie médicale. 15 juin 1872.

A onze heures et à sept heures, la mère revenait manger un hareng saur, deux sous de pain, un peu de fromage et buvait quatre sous d'eau de-vie.

Puis elle tendait un sein amaigri au malheureux qui criait de ne pouvoir satisfaire sa faim. Au bout de quelque temps, on le mit au biberon, vaste receptacle à microbes, armé d'un long tube de caoutchouc jamais lavé, dans lequel se trouvait l'eau panée si chère aux nourrices normandes.

L'enfant peu à peu s'étiolait, la terrible diarrhée verte apparaissait, — une consultation à l'hospice, par acquit de conscience, et c'est tout : — notre petit malade échappa à la mort, c'était incroyable ! — Il grandit, connaissant trop jeune les privations, le froid, le manque d'air.

A trois ans, il couchait dans le grabat commun, avec sa grande sœur de onze ans et son frère de neuf. Le lit n'était guère moelleux, mais il dormait bien, car on dort bien à cet âge !

Dès le matin, on l'occupait à la cuisine : il dut nu-pieds, balayer le taudis, monter l'eau dans une cruche trop lourde pour lui.

A cinq ans, il jouait dans la rue, les pieds dans le ruisseau, une chemise sur le dos pour tout vêtement et un pantalon troué. On le dressait à demander des sous aux passants, avec lesquels on achetait la *goutte* et l'on *fumait !* s'il vous plaît !

La petite bête brute qui poussait entre les pavés, sans connaître ni A ni B, tomba sérieusement malade. On la porta à la consultation externe de l'Hospice-Général, et l'interne diagnostiqua une broncho-pneumonie ; mais l'enfant avait trop souffert, il mourut, causant par son trépas, plus de joie à ses parents que de douleur.

QUELQUES MOTS SUR LES INDICES CÉPHALIQUES
CHEZ LES ENFANTS NORMANDS

J'ai déjà dit que j'attachais peu d'importance à l'indice céphalique des enfants, parce que celui-ci est essentiellement variable.

Voici cependant quelques moyennes prises sur des enfants de 8 à 15 ans :

Sur 100 enfants.

Rouen	Moyenne	Brachycéphalie
Havre........	—	Mélange de { Brachycéphalie / Mésaticéphalie / Sous-dolichocéphalie
Dieppe.......	—	Prédominance de la mésaticéphalie
Tréport	—	Idem
Evreux.......	—	Brachycéphalie
Louviers.....	—	Brachycéphalie
Pacy-sur-Eure	—	Mélange de { Mésaticéphalie / Brachycéphalie
Bernay.......	—	Brachycéphalie
Caen........	—	Mélange de { Brachycéphalie / Sous-dolichocéphalie
Coutances....	—	Mésaticéphalie
Cherbourg....	—	Mélange de { Sous-dolichocéphalie / Dolichocéphalie

Il ressort de ce tableau, que les villes maritimes présentent un mélange de races qu'il était d'ailleurs facile à prévoir, et que les départements de l'Eure et du Calvados sont mieux exposés aux fusions. Bien plus la race d'enfants brachycéphales s'étend jusque dans l'Eure-et-Loir, on la retrouve aux environs de Chartres et de Courville.

D'autre part, elle recule devant l'invasion des races bretonnes au Sud du département de la Manche, tandis qu'elle résiste dans l'Orne à l'envahissement des races du centre.

Je déduirai de ce fait certaines conclusions dans la partie consacrée à l'adulte.

COLORATION DES YEUX ET DES CHEVEUX

SEINE-INFÉRIEURE.

Sur 340 enfants :

Yeux ....
- Bleus clairs........................ 99
- Intermédiaires..................... 174
- Bruns............................. 67

Soit........
- Bleus clairs.................... 29,1 0/0
- Intermédiaires 51,1 0/0
- Bruns 19,7 0/0

Cheveux ....
- Roux............................. 5
- Blonds........................... 43
- Intermédiaires................... 146
- Bruns............................ 219
- Noirs............................ ,,

Soit........
- Roux........................ 0,1 0/0
- Blonds...................... 12,6 0/0
- Intermédiaires 52,8 0/0
- Bruns 64,4 0/0
- Noirs...................... ,,

EURE.

Sur 100 enfants :

Yeux ....
- Bleus clairs.................... 28,0 0/0
- Intermédiaires 52,1 0/0
- Bruns 21,2 0/0

Cheveux ....
- Roux........................... 1,0 0/0
- Blonds......................... 22,0 0/0
- Intermédiaires 30,0 0/0
- Bruns 48,0 0/0
- Noirs.......................... 0,4 0/0

CALVADOS.

Sur 100 enfants :

Yeux ....
- Bleus clairs.................... 29,1 0/0
- Intermédiaires 46,1 0/0
- Bruns 25,1 0/0

Cheveux....
- Roux........................... 2,0 0/0
- Blonds......................... 24,0 0/0
- Intermédiaires 36,0 0/0
- Bruns 32,0 0/0
- Noirs.......................... 6,0 0/0

MANCHE.

Sur 100 enfants :

Yeux	Bleus clairs	41,0 0/0
	Intermédiaires	31,0 0/0
	Bruns........................	28,0 0/0
Cheveux	Roux........................	1,4 0/0
	Blonds.......................	38,2 0/0
	Intermédiaires	41,0 0/0
	Bruns	14,0 0/0
	Noirs........................	5,4 0/0

ORNE.

Yeux	Bleus clairs.....................	36,2 0/0
	Intermédiaires	42,8 0/0
	Bruns	21,0 0/0
Cheveux	Roux........................	2,0 0/0
	Blonds.......................	31,2 0/0
	Intermédiaires	41,3 0/0
	Bruns	20,5 0/0
	Noirs........................	2,0 0/0

Soit par ordre numérique :

YEUX

Bleus clairs.......	Manche.....................	41,0 0/0
	Orne........................	36,2
	Seine-Inférieure............	29,1
	Calvados	29,1
	Eure	28,0
Intermédiaires...	Eure	52,1 0/0
	Seine-Inférieure............	51,1
	Calvados	46,1
	Orne........................	41,0
	Manche	31,0
Bruns...........	Manche.....................	28,0 0/0
	Calvados	25,1
	Eure	21,2
	Orne	21,0
	Seine-Inférieure............	19,7

CHEVEUX

Roux............	Calvados	2,0 0/0
	Orne....................	2,0
	Manche..................	1,4
	Eure....................	1,0
	Seine-Inférieure	0,1
Blonds	Manche..................	33,2 0/0
	Orne....................	31,2
	Calvados	24,0
	Eure....................	22,0
	Seine-Inférieure..........	12,6
Intermédiaires...	Seine-Inférieure..........	52,8 0/0
	Orne....................	41,3
	Manche..................	41,0
	Calvados	26,0
	Eure....................	30,0
Bruns..........	Seine-Inférieure..........	64,4 0/0
	Eure....................	48,0
	Calvados	32,0
	Orne....................	20,5
	Manche..................	14,0
Noirs..........	Calvados	6,0 0/0
	Manche..................	5,4
	Orne....................	2,0
	Eure....................	0,4
	Seine-Inférieure..........	0,1

En résumé, les deux colorations prédominantes des yeux chez les enfants, sont l'intermédiaire et le bleu clair. Quant aux cheveux, le blond est presque partout la règle. A noter l'excessive rareté du roux et du noir L'absence presque complète de ces deux dernières couleurs m'autorise à me baser sur cette particularité pour différencier les races normandes des autres voisines.

LES ENFANTS ANOMAUX

LES ENFANTS ANOMAUX

LES MALFORMATIONS ET DÉGÉNÉRESCENCES INFANTILES

On a souvent vanté, et ce n'est pas à tort, la beauté physique des Normands. Cette beauté se révèle chez l'adulte et même chez l'enfant, c'est pourquoi il n'est pas rare de rencontrer un bambin de quatre ou cinq ans dont on peut, sans paraître exagéré, admirer les proportions et les formes délicates. Il y a cependant toujours et en tout des exceptions, peu nombreuses, il est vrai, mais dont je dois parler pour être complet.

On sait que l'une des branches de l'anatomie, la plus en honneur aujourd'hui est sans contredit, la tératologie ou étude des anomalies. Ces dernières peuvent se rencontrer partout, il ne faut pas cependant assimiler le mot anomalie à celui de monstruosité pris dans le sens vulgaire. Il y a des anomalies qui ne nuisent aucunement à la beauté, telles sont les anomalies musculaires ou osseuses, le plus souvent invisibles. Il n'en n'est pas de même des monstruosités qui, généralement, déparent l'individu qui en est porteur, par exemple un homme à deux têtes.

Si, dans notre pays, on a moins souvent occasion d'observer les déformations crâniennes, il y en a pourtant qui sont connues et signalées par les auteurs, je veux parler de celles occasionnées par l'usage du serre-tête (1) qui produit la déformation annulaire de Foville.

J'ai eu l'occasion d'observer sur plusieurs enfants l'effet de la compression. Je trouve sept observations personnelles. Tous ces enfants ont le crâne légèrement soulevé si je puis ainsi m'exprimer ; le frontal est quelque peu fuyant, ainsi que les pariétaux. Au point de vue pathologique, l'abus du serre-tête peut avoir de graves inconvénients. C'est d'abord la céphalalgie,

---

(1) Voir à ce sujet E. Magitot. — *Essai sur les mutilations ethniques.* — In *Bull. de la Soc. d'Anthrop. de Paris* (t. VIII, IIIᵐᵉ série, 1ᵉʳ fascicule. 1885). — Et Dʳ Jules Reboul. — *Les déformations artificielles du crâne.* — In *Bull. de la Soc. d'Etude des Sciences nat. de Nimes.* 1895.

l'amincissement du cuir chevelu, l'éburnation des os du crâne, l'adhérence de la dure-mère avec la région comprimée, la congestion oculaire et cérébrale, et quelquefois l'idiotie, la perte de mémoire, etc.

Quant aux malformations naturelles du crâne, je n'en ai vu qu'un petit nombre.

C'est d'abord la *scaphocéphalie*, dont j'ai pu observer un seul cas typique.

La *platycéphalie* dont je trouve deux exemples remarquables. Cette difformité était bien marquée surtout chez un enfant de neuf ans, chez lequel je constatai une méchanceté et une jalousie exceptionnelles.

La *microcéphalie* a été signalée bien des fois, malheureusement peu de dissections ou d'autopsies ont été faites à Rouen, c'est regrettable, au point de vue anthropologique.

HYDROCÉPHALIE

L'*hydrocéphalie* se rencontre encore assez souvent, mais je connais peu de travaux normands sur la question (1).

Analyse du rapport fait par le citoyen Lepretôt, chirurgien, le 29 brumaire an 6ᵐᵉ.

Le 7 brumaire dernier, le citoyen Maury, chirurgien en chef de l'Hospice-Général de Rouen, fut appelé par une sage-femme pour secourir une fille qui était en travail depuis sept jours, et il l'accoucha d'un enfant hydrocéphale.

Cet enfant était mort depuis plusieurs jours ; l'épiderme se détachait par lambeaux, et son cadavre exhalait une odeur infecte. Sa tête étant trop volumineuse pour pouvoir s'allonger et franchir les détroits du bassin, le citoyen Maury avait été obligé de faire une incision cruciale sur la fontanelle postérieure qui s'était présentée au détroit supérieur ; il s'était écoulé environ deux pintes et demie d'un liquide sanguinolent dans

(1) Voir à ce sujet : *Hydrocéphale et microcéphale,* présenté par M. François Hue à la Société de Médecine de Rouen (11 mai 1894), sur lequel voici quelques détails. — Vingt mois, crâne petit, cris continus et douloureux, *deux poches kystiques substituées aux deux hémisphères cérébraux.*

lequel nageaient quelques flocons de matière blanchâtre : c'était probablement le cerveau qui avait été dissous dans le liquide qui le baignait, car on n'a trouvé aucune trace de son existence dans l'intérieur du crâne.

La tête était de moitié plus grosse qu'elle ne l'est ordinairement dans un enfant à terme ; sa grande circonférence avait vingt-sept pouces, et la moyenne dix-neuf pouces deux lignes ; la fontanelle antérieure était large comme le creux de la main d'un adulte ; la postérieure l'était un peu moins ; les sutures avaient des dimensions proportionnées à celles des fontanelles, et les os, surtout les deux pariétaux, étaient mous et flexibles comme du carton.

Les autres parties de l'enfant étaient bien conformées, ses membres étaient même très gros et très forts pour un enfant à terme ; il paraît qu'il a séjourné dans la matrice pendant neuf mois et vingt-cinq jours d'après le rapport de la fille, qui a assuré avec franchise que la dernière fois qu'elle s'était exposée à devenir mère, c'était le 17 nivôse an V°, et elle n'est accouchée que le 7 brumaire an VI°, comme on l'a dit ci-dessus (1).

SYNDACTYLIE ET POLYDACTYLIE

M. le Dr Brunon a signalé la *syndactylie chez une femme et sa fille* (2). Je relate l'observation entière :

« Chez une femme de quarante-cinq ans, on trouve l'index et le médius gauche réunis au niveau de la première phalange par un repli cutané comme chez les palmipèdes. De plus, la phalangette de l'index manque complètement. Tout le membre supérieur gauche dans ses trois segments, bras, avant-bras et main, est d'un volume moindre que le membre supérieur droit : chaque segment est plus grêle. Le sein gauche est moins développé que le sein droit. Les deux membres inférieurs ne présentent pas de différence notable. La mère de cette femme présente une syndactylie au pied droit, le deuxième et le troisième orteil sont réunis par un repli entassé mais ne sont pas soudés. Les enfants, au nombre de trois, ne présentent rien de semblable ». Je demande pardon au lecteur d'avoir intercalé ici une observation faite sur deux adultes, mais je tenais à la signaler à cette place pour ne plus revenir sur les déformations des doigts dans les autres fascicules.

(1) *Bull. de la Société libre d'Émulation du Commerce de la Seine-Inférieure.* An 6.

(2) Dr Brunon. — *Normandie médicale.* — 1er février 1888.

La *polydactylie* est assez fréquente à Rouen, comme dans toute la Normandie. Il n'est pas de personne qui n'en n'ait étudié au moins un cas. J'ai voulu dans quelques circonstances m'informer si la polydactylie est héréditaire.

Sur treize cas que j'ai vus ou qui m'ont été rapportés, quatre seulement étaient héréditaires. Broca considérait la polydactylie comme un cas particulier de la polymélie. « Elle est, disait-il, le premier terme d'une série qui commence par le simple dédoublement des doigts et qui nous présente dans ses termes suivants, le dédoublement de la main ou du pied, puis de l'avant-bras ou de la jambe, et enfin du membre tout entier. » Aujourd'hui, on considère la polydactylie comme un caractère appartenant à des ancêtres lointains. « Gegenbauer a démontré que les nageoires des poissons sont des pieds polydactyles. Les nombreux rayons osseux et cartilagineux de ces nageoires correspondent aux doigts et aux orteils des vertèbres supérieurs. Chez les dipneustes, ancêtres des amphibies, la nageoire est encore aussi compliquée que chez les vrais poissons. Mais, parmi les fossiles de la période carbonifère, on rencontre déjà beaucoup d'amphibies à cinq doigts. Cette pentadactylie s'est transmise des amphibies aux vertébrés supérieurs, reptiles, oiseaux et mammifères dont la forme ancestrale commune, depuis longtemps éteinte, a dû être un véritable amphibie à quatre pieds pentadactyles. Il est vrai que beaucoup d'amphibies et de vertébrés supérieurs ont moins de cinq doigts, mais dans tous ces cas, on peut démontrer qu'il y a eu regression, puis disparition des doigts qui manquent ; par exemple, chez le cheval. Il est donc permis de supposer que la réapparition d'un nombre de doigts, supérieur à cinq, chez l'homme ou chez les autres vertébrés supérieurs est un fait d'atavisme rappelant la forme ancestrale commune. Ce serait comme un lointain souvenir des cellules embryonnaires soit au moment de la formation des doigts, soit lorsque, chez l'adulte, l'irritation des tissus vient réveiller leur activité embryonnaire. » (1)

_____

(1) L. Manouvrier. — *Dict. des Sciences anthropologiques.* — Art. Polydactylie.

CAS DE POLYDACTYLIE

(Dr Roger)

« Mme E... a été accouchée par une sage-femme, accouchement normal. Cinq jours après, je suis appelé pour examiner deux petits appendices charnus qui, attachés par un pédicule grêle au bord interne de chaque main et à la base de l'annulaire, avaient l'aspect de ces petits grelots de laine appendus, comme ornement à certains vêtements.

« Chaque pédicule est d'égale longueur et d'égale grosseur. L'appendice charnu y attenant est seul de volume différent : celui de la main droite présentait un volume presque triple de celui de la main gauche. Je reconnais aisément sur l'une de leurs faces, et à leur extrémité un ongle rudimentaire dont l'existence ne saurait être douteuse. La consistance de ces petits lobules charnus est pâteuse, et aucune saillie osseuse ne peut être rencontrée. Je fais à la base de chaque pédicule une ligature avec un fil ciré double. L'enfant pleure quelques instants, mais ne tarde pas à se calmer. Cinq jours après, ces deux petits appendices se détachent.

« Ce genre de polydactylie présente ce fait curieux d'un développement primitif par excès, suivi quelque temps après d'un arrêt du développement.

« En effet, l'excès de division du bourrelet digital a produit ce doigt surnuméraire, qui a crû pendant une période : puis, par une bizarrerie de la nature, cet accroissement s'est arrêté : les tissus se sont atrophiés à leur base, permettant néanmoins à l'extrémité digitale de prendre un certain développement.

« Quant aux causes apparentes, elles font ici défaut.

« Aucune anomalie de pareille nature n'existe chez les ascendants, bien que cette famille soit très nombreuse.

« L'enfant du sexe masculin est parfaitement conformé. » (1)

---

(1) Dr Roger. — *Recueil des publications de la Soc. havraise d'Études diverses.* — 1879.

DE L'HÉRÉDITÉ DE LA POLYDACTYLIE EN NORMANDIE
(Recherches personnelles)

Les questions d'hérédité seront longtemps à l'ordre du jour, les matériaux ne manquent pourtant pas pour bâtir une hypothèse, mais plus les documents sont nombreux, plus vite arrive une conclusion.

J'apporte ici quelques nouveaux renseignements qui pourront peut-être aider à élucider la question.

Il s'agit d'une famille de paysans des environs de Rouen, dont certains membres étaient polydactyles, or, en remontant aux sources, voici la généalogie pathologique que j'ai pu reconstituer :

Aïeuls .... (?)
Père.. Néant
Mère.. Polydactyle
2 enfants   1 garçon .... Polydactyle
                .... 2 enfants .... { Néant
                                              Polydactyle
               1 fille......................... Néant
               .... 1 enfant .... Néant

Comme on le voit, sur 7 sujets observés, il n'y a que 3 polydactyles.

Dans l'exemple suivant, au contraire, le nombre des individus anormaux est plus élevé :

Père... Polydactyle
Mère... Néant
     5 enfants.
1° garçon (célibataire) .... Néant
2° garçon .... Polydactyle
     .... 1 enfant..................... Néant
3° garçon .... Polydactyle
     .... 2 enfants : garçon .... Néant
                          garçon .... Polydactyle
4° Fille...................................... Néant
5° Fille...................................... Néant
     .... 1 enfant mâle............... Polydactyle

Sur 11 sujets inscrits, 5 polydactyles.

Ces deux observations sont intéressantes à plus d'un titre : elles montrent d'abord la fréquence de la polydactylie. De plus elles aideraient quelque peu à détruire l'idée un peu préconçue de voir l'hérédité paternelle se transmettre à la fille plutôt qu'au garçon.

En effet, dans la seconde observation, le père est polydactyle, or il n'y a qu'une petite fille polydactyle pour 3 garçons polydactyles.

A quelles causes attribuer la polydactylie ? Je ne puis que rappeler ici les deux théories émises à ce sujet : la première attribue cette anomalie à l'hérédité, ou pour mieux dire à l'atavisme ; la seconde considère cette monstruosité comme un développement exagéré de l'organe à l'époque embryonnaire.

Je serai plutôt porté à attribuer cette anomalie à la première cause, mais il faut une explication.

Il faut comprendre ici par ce mot hérédité, un retour vers les formes ancestrales, et ne voir dans ce phénomène qu'une simple manifestation des lois de l'évolution.

Y a-t-il maintenant, me demanderez-vous, une étiologie quelconque ? Je n'en connais pas, car les polydactyles sont en général robustes et de bonne santé, ils ne sont nullement rachitiques ou arthritiques, et la mésologie elle-même ne fournit aucun indice au tératologiste, aussi le problème restera-t-il longtemps malheureusement insoluble.

M. Paul Noël, directeur du Laboratoire d'entomologie agricole de Rouen, a relaté les principaux cas monstrueux d'enfants qu'il a pu observer à l'époque de la foire Saint-Romain (1895).

C'est d'abord « l'enfant à la grosse tête, hydrocéphale affreux, couché dans un petit lit, la tête maintenue entre deux oreillers, et plus pesante que tout le corps » : mort à la foire Saint-Romain presque aussitôt son arrivée.

Puis la *femme pie.* « Il s'agit d'une jeune fille de treize ans, originaire, comme ses parents, d'Orthez (Basses-Pyrénées) et présentée par eux. Cette jeune fille présente sur le corps des quantités de *nœvi materni* : du côté gauche toute la peau n'est qu'un énorme nœvus très pigmenté de noir et recouvert d'un duvet brun et blond très soyeux, elle est tigrée de la tête aux pieds, par places présentant la même particularité : elle possède aussi sur la joue gauche les ou du moins le favori de l'homme, très bien prononcé, tandis que le côté opposé reste complètement imberbe. »

Ceci me rappelle un autre cas de nœvus que j'ai pu étudier il y a deux ans, chez un enfant, originaire d'Argentan, dont le dos était littéralement tigré comme celui d'un chat ou d'un léopard.

Les nœvi materni ne sont pas excessivement rares en Normandie; on m'en a signalé deux cas dans l'Orne, un à Saint-Lô (Manche) et trois dans la Seine-Inférieure.

Habituellement, on le sait, beaucoup d'enfants présentent sur le corps des dépôts circonscrits de pigment, mais les cas que je viens de signaler sont intéressants, à cause de la grande surface de pigmentation.

Je me permettrai de faire remarquer à mon ami M. Paul Noël, que le cas relaté n'est pas absolument le *nœvus maternus*, mais une variété dite *pilosus*. Sur la photographie qu'il en a faite et on voit ce qui arrive en pareil cas, que les taches suivent les nerfs cutanés.

M. Paul Noël nous parle encore de deux petites naines, les sœurs Brousson, moins intéressantes à mon point de vue puisqu'elles sont nées dans le canton de Matha (Charente-Inférieure).

Mon érudit ami a également pu voir une petite fille à quatre jambes, âgée de huit ans, qui « possédait au bas-ventre deux cuisses en plus, bien conformées, terminées par deux mollets et deux pieds assez mal disposés. La sensibilité paraissait moins grande sur ces deux jambes supplémentaires. Ce qu'il y avait de curieux, c'est que pour s'asseoir, cette gamine refoulait ses deux jambes en plus, derrière elle, et s'asseyait dessus; puis repliant les mollets, elle en formait un coussin qui lui semblait fort agréable. » (1)

Je range cette enfant dans la classe des monstres unitaires autosites polyméliens.

––––––––

(1) Paul Noël. — *Promenade à la foire Saint-Romain à Rouen.* — (Ext. du *Naturaliste.* 1886.)

Monstre double autositaire sycéphalien synote.
(Observations de M. François Huz)

Né d'une mère qui avait eu des enfants bien conformés, famille saine. — « Il appartient à l'ordre des monstres doubles autositaires, seconde tribu famille des sycéphaliens, genre synote. »

« Vous pouvez constater, en effet, qu'il présente l'aspect de deux enfants qui, si on me passe la comparaison, se seraient embrassés trop fort et n'auraient presque plus qu'une tête.

« L'union de ces deux unités a lieu à partir juste de l'ombilic, qui est unique, et donne naissance à un cordon unique sans aucune trace de division. Il aboutissait à un placenta unique.

« Au-dessous de l'ombilic, il existe deux corps bien distincts avec leurs deux bassins donnant attache chacun à deux membres inférieurs normaux. Les organes génitaux externes sont normaux et les deux enfants sont du sexe féminin.

« Au-dessus de l'ombilic, les choses se compliquent. Les deux thorax sont confondus de telle sorte que l'on peut supposer le sternum de chaque individu fendu sur le milieu et soudé à la moitié correspondante de l'autre individu. Si bien que les deux sternums qui en résultent font face latéralement et qu'il y a une cavité thoracique commune. Les quatre bras s'attachent normalement sur les omoplates normales de chaque individu, de sorte que chaque sternum est flanqué d'un côté par le bras gauche de l'un et de l'autre côté par le bras droit de l'autre enfant.

« L'un des sternums est surmonté par une face large, à peu près normale et formée évidemment par deux moitiés de face. L'autre sternum n'est plus surmonté que d'un vestige de face constitué par une oreille à deux pavillons et à conduit qui paraît unique. C'est cette disposition qui nous fait ranger ce monstre dans le genre synote. A un examen attentif, on remarque, au-dessus de cette oreille double, un petit tourbillon de poils s'enfonçant dans un petit cul-de-sac. C'est là, sûrement, le vestige de la fusion des deux yeux, un peu moins de fusion et nous avions au lieu d'un synote, un iniops.

« Il existe manifestement deux nuques, une de chaque côté de la face normale, auxquelles viennent aboutir les deux colonnes vertébrales.

« Par la palpation, on peut se rendre compte à peu près de l'état des os du crâne. La face normale est surmontée d'un frontal formé de deux moitiés dont la soudure se traduit par une crête. De l'autre côté, à l'emplacement de la face absente existent deux os non soudés qui peuvent être deux pariétaux, les deux frontaux ayant disparu. A chaque nuque correspond un occipital. Au toucher, on sent une fontanelle antérieure et une postérieure à peu près normales (1).

M. le Dr F. Hue, de Rouen, a présenté un cas intéressant d'imperforation du vagin à la Société de Médecine de cette ville, et M. A. Martin un autre exemple d'absence d'anus et d'abouchement du rectum dans la vulve, chez une fillette de cinq semaines (2).

Je dois encore signaler trois cas fort curieux de rétrécissement congénital de l'intestin grêle. Je laisse parler le Dr Gibert, du Havre.

« Les malformations de l'intestin grêle ne sont pas connues. Je n'ai trouvé dans aucun recueil français ou étranger même, une allusion à la possibilité des rétrécissements que j'ai observés.

« On s'est beaucoup occupé sans doute des nombreuses variétés de malformations du rectum et de l'anus, mais c'est tout. On n'a pas songé à la possibilité que l'intestin grêle puisse subir pendant la vie fœtale l'influence des malformations et l'on a certainement rapporté à des causes fausses une certaine quantité de faits cliniques qui ne peuvent trouver d'explication plausible que par le fait de ces malformations. » (3)

Le même auteur a observé quarante cas au moins de fissure sus-ombilicale depuis l'âge de trois ans, jusqu'à l'âge adulte.

« Il existe, dit-il, chez les enfants, à partir de l'âge de trois ans (peut-être plus tôt) une sorte d'éventration minuscule, une frisure intermusculaire le long de la ligne blanche, au-dessus de l'ombilic formant une boutonnière qui est la cause d'une série d'accidents.

Quant à l'hermaphroditisme, il est excessivement rare.

M. le docteur Debout en a signalé un cas que j'ai moi-même étudié. Il s'agit d'une jeune fille qui se plaignait d'une douleur dans l'aine ; en la découvrant on voyait « au milieu d'un pubis

---

(1) *Normandie médicale*, 15 juillet 1888.

(2) Cf. — *Normandie médicale*. 1er mai 1897.
Dans le même recueil, lisez la relation du Dr Sorel sur l'imperforation de l'anus et l'observation d'une malformation congénitale, double vagin, double col utérin, utérus biloculaire, par M. Albert Martin. (*Norm. méd.* 15 mars 1897.)

(3) Dr Gibert. — *Contribution à l'étude des malformations congénitales.* — *Normandie médicale*, 1er décembre 1885, et idem. 15 mai 1886.

abondamment couvert de poils et à l'emplacement du clitoris, un petit pénis très bien formé, ayant trois centimètres environ de longueur et la grosseur d'un porte-plume, le gland est parfaitement dessiné, mais imperforé ; au-dessous, on aperçoit une ouverture à peu près circulaire de l'étendue d'une pièce de deux francs, par où se fait l'émission de l'urine. Je remarquai en même temps que les cuisses et les jambes étaient très velues » (1)

Cette jeune fille avait seize ans, n'avait jamais été réglée, ses hanches étaient plates, les seins faisaient défaut !

En somme c'était plutôt un hypospadias, avec arrêt de développement du pénis et des testicules, renfermés dans l'anneau inguinal.

Je me souviens encore d'avoir étudié pendant mes études médicales, à Rouen, un jeune enfant de quatre ans que nous appelions l'enfant poisson et qui présentait un remarquable cas d'ichtyose.

Depuis j'en ai observé bien d'autres soit dans les foires de notre région, soit dans les hôpitaux.

Je ne l'ai cité que pour mémoire, car il s'agit plutôt d'une maladie que d'un cas tératologique.

Je dois signaler encore les déformations thoraciques qui se remarquent chez les jeunes gens.

Cette étude a été faite par l'érudit Docteur Brunon qui, se servant des patrons de coupeurs, a observé :

1° Une diminution de la capacité de la cage thoracique ;

2° Que les diamètres supérieurs du thorax ont diminué et tendent à se rapprocher de plus en plus du diamètre inférieur ;

3° La rotondité du dos (80 %).

De plus, les épaules s'abaissent, le cou se dirige en avant, les hanches deviennent saillantes (2).

———————

(1) *Normandie médicale.* 1890.

(2) Dr Brunon. — *Remarques faites par les tailleurs sur les déformations thoraciques chez les jeunes gens. — Normandie médicale.* 15 mai 1891.

Quelques Signes peu connus de la Dégénérescence
chez l'Enfant

La dégénérescence, selon le Dr Bordier, est le terme dont on se sert pour désigner « le mouvement descendant que subit un individu ou une race qui, après avoir évolué vers le progrès, recule vers son point de départ. » (1)

Avec ce même auteur, je reconnais comme causes de dégénérescence le climat, le sol, l'alimentation, les maladies, les causes sociales. Je n'ai nullement l'intention de les étudier ici, d'autres que moi ont déjà traité la question Je me bornerai à rapporter quelques cas observés chez les enfants.

M. le Dr Féré, dans son intéressant ouvrage sur la famille névropathique, a pris soin d'énumérer les stigmates de la dégénérescence, qui ne doivent nullement être confondus avec les difformités résultant des accidents de la gestation, amputations congénitales, sillons, etc., etc

Parmi les anomalies fonctionnelles, j'ai observé, chaque jour, le retard de l'évolution du langage, les anomalies du mouvement. Ces derniers, sont, en effet, plus fréquents qu'on ne pourrait le croire au premier abord.

Chez trente-deux enfants dont j'ai particulièrement suivi, de près, le développement, issus de parents syphilitiques et surtout alcooliques, j'ai remarqué, à des degrés divers, des tics, consistant le plus souvent en un balancement de gauche à droite et de droite à gauche, ou bien en un mouvement de bascule d'avant en arrière et d'arrière en avant. Au premier abord, il serait permis de voir dans ces mouvements une simple manifestation de la joie, mais il n'en n'est rien, car si l'on vient à l'en empêcher, l'enfant continue inconsciemment ces mouvements sans se soucier de la défense qui lui est faite et qui lui semble étrange.

J'ai même observé un enfant, issu de parents syphilitiques et présentant lui-même les symptômes de cette maladie, exécuter cette singulière gymnastique en mangeant. Je n'étais pourtant pas ici en présence d'un idiot, ni d'un maniaque, mais il accomplissait ces fonctions avec l'inconscience d'un homme qui ronfle en dormant.

Ce point qui, jusqu'ici, n'avait pas été suffisamment mis en lumière par les auteurs, ne doit point cependant me faire oublier

(1) *Dict. des Sciences anthropologiques.*

de mentionner « les anomalies de la puberté, le retard ou l'absence de régulation de certains reflexes, l'incontinence d'urine, le mérycisme » ; enfin les troubles visuels et sensitifs entrent pour une large part dans le partage des dégénérés.

Je noterai encore des tics convulsifs ou des mouvements de torsion de la main qui font penser à l'athétose. Ce qui peut encore intéresser, c'est le développement exagéré qu'acquièrent rapidement les muscles pectoraux et dorsaux et l'atrophie relative des membres inférieurs.

Je suis certain qu'en parcourant les principaux centres populeux de la Normandie, on pourrait facilement observer ce que j'ai rapporté plus haut.

———

Dans un travail consacré à l'anthropologie d'une province, il est de toute nécessité d'établir *approximativement* un chiffre de comparaison entre les individus sains et les anomaux.

Bien entendu, on ne peut obtenir que l'à peu près.

En dépouillant les nombreux documents qui m'ont été communiqués, j'obtiens le chiffre de 19 % pour les enfants anomaux dans toute la Normandie, se répartissant ainsi qu'il suit :

Seine-Inférieure.........	7 %
Eure....................	4 »
Calvados...............	3 »
Orne	3 »
Manche................	2 »

Ce sont donc les deux départements de Seine-Inférieure et Eure qui présentent le plus grand nombre de cas tératologiques.

Sur la Psychologie de l'Enfant normand

Ce serait un chapitre bien intéressant à rédiger, que celui qui traiterait de la psychologie de l'enfant en Normandie. Quelle en serait l'utilité, me demanderez-vous ? Faire connaître le développement intellectuel de l'enfant, tout d'abord, et son adaptation fonctionnelle.

Personne ne s'imagine, je suppose, qu'un enfant de nos contrées offre à l'observateur attentif, la même évolution que l'enfant de la Provence ou de la Gascogne Ce serait œuvre savante « que de faire des photogrammes instantanés de petits enfants des différents pays, dans toutes les positions possibles, de comparer la physionomie du nègre nouveau-né à celle des jeunes chimpanzés, de fixer les modifications de la bouche pour certains cris ainsi que les premiers symptômes du rire, la première expression de l'étonnement et cent autres mouvements importants, mais de courte durée » (1)

Tout d'abord, il faut diviser en deux stades le développement du nouveau-né (0 à 1 an)

Pendant les premiers six mois qui suivent la naissance, l'enfant le plus souvent est inconscient, quelquefois ce premier stade ne dépasse pas la fin du quatrième mois, c'est une exception.

Jusqu'alors, le petit être est maussade, insipide, il pleure quand il souffre et dort quand il est repu et satisfait.

Mais déjà, au sixième mois, il ouvre des yeux étonnés, il commence à prendre contact avec le monde extérieur, il a des sensations bien nettes et peut-être même quelques perceptions réelles ; petit à petit, il s'intéresse vivement à tout ce qui l'entoure, et l'intelligence s'éveille enfin.

De 2 à 4 ans, l'enfant évolue vers le progrès, mais différemment selon les circonstances. Ces dernières sont les suivantes :

1° L'hérédité ;
2° La dégénérescence ;
3° Les conformations anomales ;
4° Le milieu où se trouve l'enfant ;

(1) M. Preyer. *La psychologie de l'enfant.* (*Rev. scientifique.* 2ᵉ semestre. 20. — 14 nov. 1896.)

5° L'influence des frères et sœurs ;

6° La ville et la campagne ;

7° La position des parents (situation pécuniaire) ;

8° L'état intellectuel des ascendants.

Reprenons chacune de ces causes, en mettant à côté un exemple tiré de faits de la vie journalière en Normandie.

L'hérédité a une telle influence sur le développement intellectuel de l'enfant qu'il est presque inutile d'insister. On sait que le caractère des parents se retrouve presque toujours chez leurs fils ou filles ; qu'un tempérament lymphatique retardera le développement intellectuel, tandis qu'un tempérament nerveux ou nervoso-sanguin le hâtera. On connaît partout l'histoire de ces enfants précoces, dont l'intelligence hâtive, effraie à juste titre les parents.

La dégénérescence est trop souvent cause de l'arrêt du développement cérébral.

En Normandie, les exemples abondent. Dans les centres populeux et industriels où l'alcoolisme règne communément, l'enfant est abêti, et ses facultés intellectuelles et morales subissent un retard considérable.

Dans la dégénérescence alcoolique, il faut distinguer cependant deux degrés.

Aujourd'hui, en Normandie, l'alcool de grains, de pommes de terre ou de raisins tend à disparaître, et sa consommation est grande principalement dans les cités. La Seine-Inférieure et certains arrondissements de l'Eure en usent presque seuls.

Dans le Calvados, la Manche et l'Orne, au contraire, l'eau-de-vie de cidre est plus employée.

La première produit une ivresse beaucoup plus terrible que la seconde, et les enfants d'alcooliques habitués aux eaux-de-vie de commerce sont plus cruellement frappés que les enfants des seconds.

C'est un fait que quelques praticiens ont seuls remarqué. Aussi, devrait-on, à mon avis, essayer de supplanter l'eau-de-vie de céréales par l'eau-de-vie de cidre, bien que je ne les conseille ni l'une ni l'autre.

L'enfant d'alcoolique se rencontre à Rouen, Dieppe, le Havre, Louviers, Conches, Laigles, Vire, en quantité effrayante.

Quand je traiterai le chapitre de Pathologie normande, j'insisterai sur les atroces effets de l'alcool chez les fils d'alcooliques, pour le moment, je me contenterai de prendre en commisération ces pauvres petits êtres, à l'air hagard, aux yeux incertains, à l'intelligence paresseuse et lente.

Quelques-uns, ils sont plus rares, ont au contraire, une activité cérébrale intense, ils s'assimilent bien vite ce qu'on leur apprend, ce sont de bons élèves dans les classes primaires, puis un beau jour, leur intelligence s'obscurcit et l'épilepsie se déclare. Ceci est à remarquer dans les communes du Calvados.

Les conformations anomales du crâne sont une cause presque fatale de la diminution de l'intelligence ou de son arrêt. Les hydrocéphales, les scaphocéphales et autres ont bien des fois servi d'exemple.

Quant au milieu où vit l'enfant, il joue un rôle considérable. Arrêtons-nous quelque peu sur ce point.

En général, les enfants normands peuvent se répartir en six catégories :

1° Enfants de la ville.	{	Elevés en nourrice. Elevés par des parents riches. Elevés par des ouvriers.
2° Enfants de la campagne.	{	Elevés en nourrice. Elevés par leurs parents cultivateurs. Elevés par des parents rentiers.

Les premiers, par le seul fait qu'ils sont élevés en ville, auront une intelligence plus vive, plus brillante; les mois de nourrice retardent, il est vrai, l'accroissement cérébral, mais ceux élevés au sein maternel, sous un toit luxueux et mondain, subissent le même retard, l'enfant étant le plus souvent confié aux bras d'une bonne qui a peu d'influence sur son intelligence.

Au contraire, l'enfant de l'ouvrier est celui dont la mémoire est la plus heureuse; chez ce dernier, le cerveau travaille de bonne heure, il apprend vite à connaître le monde, il doit se presser de vivre car il doit, plus tôt que d'autres, se mêler à la lutte pour l'existence qui imprime un cachet indélébile à ceux qui y prennent part. Je parle bien entendu ici d'un enfant issu d'ouvriers non alcooliques.

Et puisque je traite ici de psychologie, pourquoi ne ferai-je pas quelques observations trop justes. En général, l'enfant des villes, issu de parents riches, a le sens moral beaucoup plus obtus que l'enfant de l'ouvrier.

J'entends par sens moral, la faculté de comprendre les lois de la morale et de les appliquer. Or, la morale comporte, on le sait, une foule de points, je dirai presque de vertus que l'on aime à rencontrer chez l'enfant : la générosité, le dévouement, le bon cœur, la bravoure, etc.

Je parle ici par expérience, ayant eu l'occasion de vivre pendant quatre ans avec une agglomération d'enfants de toutes les classes de la société, dont je notais soigneusement les caractères.

Eh bien ! il résulte de mes singulières recherches, que l'enfant pauvre non dégénéré, a meilleur cœur que l'enfant riche ; plus serviable, plus doux, plus docile également, il cherchera toujours à faire plaisir, réparant ses fautes de lui-même. Je ne dis pas qu'il soit exempt de défauts, loin de là, mais il les rachète par certaines qualités qui manquent trop souvent à l'enfant riche.

A quoi tient cela ? Simplement à une chose, les parents pauvres qui comptent pour l'éducation de leurs fils, qui s'imposent de lourds sacrifices pour eux, les surveillent de près, leur prodiguent des bons conseils, les châtient sévèrement, tandis que les parents de la classe aisée laissent à l'abandon une nature riche et généreuse qui s'atrophie par l'exemple quotidien du mal ou par l'indifférence.

J'ai tenu à jeter ce cri d'alarme, parce que personne ne l'a fait encore ! Il y aurait pourtant un danger à laisser s'aggraver cet état de choses que je serai également certain de rencontrer ailleurs qu'en Normandie ! Faut-il donc que ce soit l'enfant du peuple qui donne l'exemple aux fils de bourgeois ?

.·.

L'enfant élevé à la campagne est presque toujours en retard : si la santé profite, l'intelligence y perd. La nourrice normande est ordinairement une brave femme aux seins énormes, à la carrure respectable, elle a eu cinq ou six enfants, les a tous élevés, et désireuse d'augmenter ses petits profits pour donner subsistance à ses mioches, elle prend des pensionnaires, qu'elle se garde bien d'ailleurs de rendre malheureux

Non, la nourrice normande n'est point généralement aussi cruelle que celle des environs de Paris. C'est un caractère de la race, elle sera rusée, inventera mille prétextes pour obtenir la pièce blanche, mais ne torturera point le petit être confié à ses soins.

En revanche, que peut-elle lui apprendre ?

Ne connaissant rien ou à peu près rien, ne sachant bien souvent ni lire, ni écrire, elle se borne à veiller sur l'enfant, comme l'animal le fait pour son petit, et l'enfant reste ignorant jusqu'au jour où il est rendu à ses parents !

Fatalement, en effet, les parents, si frustes soient-ils,

aiment à exciter l'enfant, ils le forcent à bégayer quelques mots, à manifester par des gestes son contentement ou sa joie, n'importe l'enfant de la campagne ne saura jamais à sept ans ce que le citadin du même âge connait !

L'idéal pour l'enfant, est de naître à la campagne de gens rentiers, instruits, qui, en donnant des soins physiques, songent aussi à l'intelligence de leur rejeton. Malheureusement, ces petits nababs sont rares en Normandie, où l'on gaspille l'argent en ville, plutôt que de se retirer à la campagne !

.·.

A-t-on jamais songé à l'influence que peut exercer un frère ou une sœur sur un enfant ? Oui, je pense, car on a toujours soin d'éloigner les aînés de peur qu'ils n'apprennent le mal aux plus jeunes.

Ce qui a lieu vers 9 ou 10 ans, se produit aussi dans le plus jeune âge. Vers 3 ans, un enfant sera heureux d'imiter les faits et gestes de son grand frère de six ans, comme lui, il criera, jouera, chantera ou pleurera !

Quant à l'influence de la ville et de la campagne, je viens d'en parler, inutile d'y revenir.

Pour ce qui concerne la situation pécuniaire des parents, c'est autre chose : l'enfant riche recevra plus d'instruction que l'enfant pauvre, c'est entendu, en profitera t-il comme il le doit, en général, ce n'est pas ce qui arrive.

Enfin, pour terminer, je dois parler de l'état intellectuel des ascendants.

Ici, j'avoue que l'hérédité se trouve bien souvent en défaut : s'il est vrai que parfois l'enfant hérite des qualités intellectuelles du père ou de la mère, cela n'est pas toujours vrai. On cite bien souvent des familles de peintres, de poètes ou de savants, et la Normandie pourrait en fournir quelques exemples, mais je trouve une contradiction aux faits que j'ai relatés dans mes notes.

Avez-vous jamais remarqué la nullité ou le peu d'intelligence des enfants d'instituteurs, je prends ici les instituteurs, parce que l'on peut plus facilement les connaître que les savants ou les grands génies.

A quoi cela tient-il ? Le hasard doit-il seul en être la cause, je ne le crois pas, et plus le père est intelligent semble-t-il, plus le fils sera de petite activité cérébrale. Bien entendu, je ne généralise pas. Mais enfin, voici à titre de renseignements, quelques chiffres recueillis en Normandie :

Sur 120 enfants issus d'artisans.

    95   —   intelligence normale

Sur 78 instituteurs, écrivains, publicistes. avocats, médecins, etc.

    43   —   intelligence normale.

Voyez un peu la statistique ! Dans le premier cas, 25 sujets sur 120 d'intelligence au-dessous de la moyenne ; dans le second, 35 sur 78 ! Je m'abstiens de commentaires !

.·.

A quel âge l'enfant fait-il sa première grimace ? Ceci paraît futile et pourtant la première grimace indique l'essai de mise en mouvement des muscles !

J'avoue posséder peu de documents relatifs à ce sujet Mes observations personnelles sont peu nombreuses, et pourtant quel intéressant sujet d'étude !

Ce qu'il y a de certain, c'est que l'enfant normand de la ville s'agite moins vite que le petit campagnard. Pourquoi cela, mystère ! qui, espérons-le, sera promptement dévoilé par les psychologues dont les observations devraient se porter sur l'enfant avec plus d'ardeur que jamais, puisqu'il s'agit d'un champ encore inexploré, plein de promesses non fallacieuses !

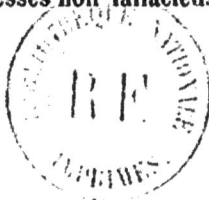

IMPRIMERIE EUG. IZAMBERT
LOUVIERS

Mortalité Générale

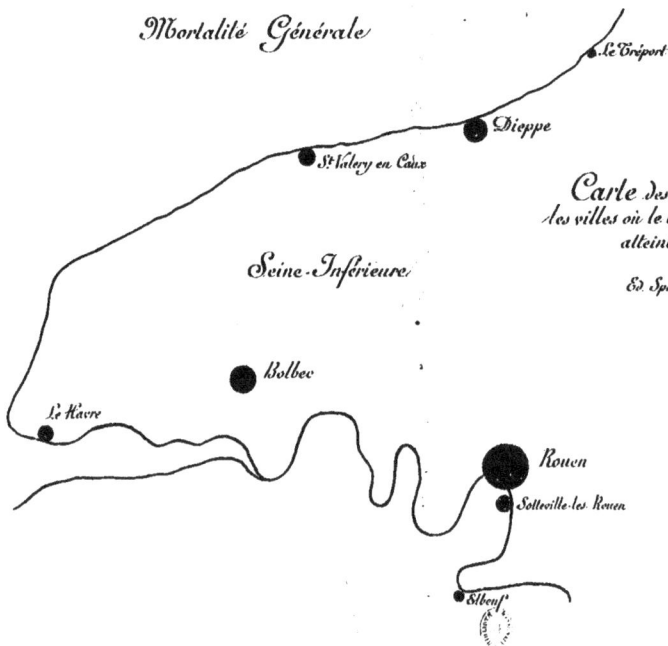

Le Tréport

Dieppe

St Valery en Caux

Seine Inférieure

Carte destinée à indiquer
les villes où le taux de la mortalité
atteint 30/000

Ed. Spalikowski. del.

Bolbec

Le Havre

Rouen

Sotteville-les-Rouen

Elbeuf

Mortalité infantile

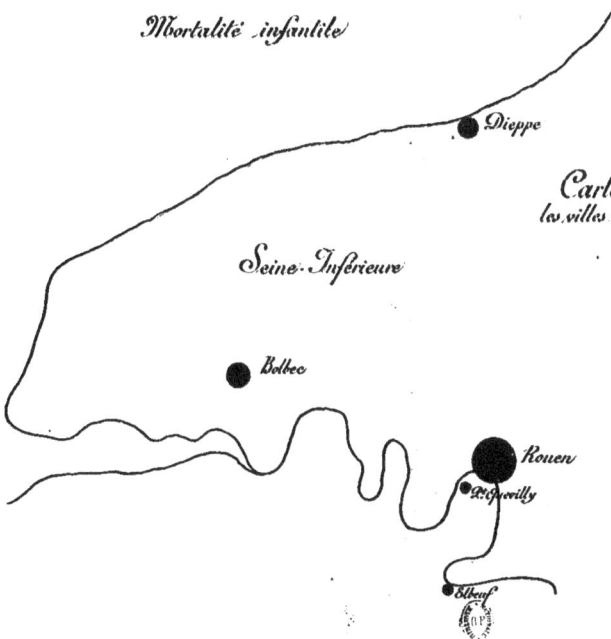

● Dieppe

Seine-Inférieure

Carte destinée à indiquer
les villes où le taux de la mortalité
infantile
dépasse 25/000

Ed. Spalikowski.

● Bolbec

● Rouen
● St.Sueville

● Elbeuf

www.ingramcontent.com/pod-product-compliance
Lightning Source LLC
Chambersburg PA
CBHW071421200326
41520CB00014B/3525